AF357925

DE

LA TOLÉRANCE

AU POINT DE VUE MÉDICAL.

DE

LA TOLÉRANCE

AU POINT DE VUE MÉDICAL,

PAR

Le Docteur **Télèphe-P. DESMARTIS**,

Membre correspondant de l'Académie des Belles-Lettres, Sciences et Arts de la Rochelle ; ancien Vice-Président de la Société médicale de la Gironde, ex-Secrétaire de la Société linnéenne de Bordeaux, Médecin Oculiste du Bureau de bienfaisance de cette ville, Membre honoraire de la Société médicale et chirurgicale de New-York, Correspondant de la Société de médecine et de chirurgie pratiques de Montpellier, Membre de la Société d'hydrologie médicale, Collaborateur de la *Revue thérapeutique du Midi*.

MONTPELLIER,

J.-A. DUMAS, IMPRIMEUR, PLACE DE L'OBSERVATOIRE, 5.

—

1857.

LA TOLÉRANCE

AU POINT DE VUE MÉDICAL.

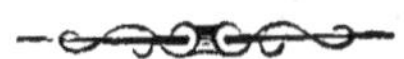

On dit souvent : « L'habitude est une seconde nature » ; on a raison, puisqu'en général une coutume prise devient exigeante et veut être satisfaite, même au prix de la santé. Telle substance nuisible ou salutaire, dans le principe, perd graduellement son caractère prononcé, et finit par n'exercer sur l'organisme qu'une action latente, souvent même négative. L'exercice constant en a fait un hôte assidu, familier ; c'est un parasite officieux qui s'est naturalisé chez nous et acclimaté dans toute l'acception du mot. Ceci explique l'opiophagie en Chine, l'emploi immodéré du haschich en Orient, du bétel aux Indes et en Polynésie, du coca au Pérou, du tabac qui, des autochthones de la Virginie, s'est répandu sur tout le globe, de l'ava ou kawa dans la Caroline et aux îles de la Société, et de la plupart des boissons fermentées, usitées sous tant de formes diverses parmi tous les peuples.

Nous ne nommons ici que quelques-unes de ces substances, dont l'emploi est plutôt issu d'un besoin moral que d'une nécessité matérielle; la nomenclature dépasserait les bornes de ce travail. Signalons cependant encore : les fongus en Sibérie, le houx émétique chez les Indiens de la Floride, le pedum et la galle douce dans le nord de l'Europe et de l'Amérique, la pomme-épine rouge et commune dans la Nouvelle-Grenade et les chaînes de l'Himalaya; toutes ces substances enfin, solides ou liquides, qui semblent opposées aux besoins naturels de l'homme et dont il n'a pu user, dans le principe, qu'en faisant violence à ses répugnances natives et à ses instincts naturels, mais qui, à la longue, sous le stimulant d'un préjugé religieux, de l'empire de ce qu'on appelle la mode, d'un sentiment de conservation vrai ou erroné, de l'ennui, de la dépravation des mœurs, de l'oisiveté, sont entrées dans ses besoins les plus impérieux. Certes, qui comparera les effets produits dans le commencement à ceux qui se manifestent plus tard ? Chose étrange ! en forçant la nature, une souffrance est devenue une volupté.

Le plus souvent, ces coutumes se contractent à la suite des désillusions de l'esprit, des peines du cœur, de la misère, d'où résulte aussi le *tædium vitæ*, cet oïdium moral du dix-neuvième siècle : l'estomac a besoin de s'endormir dans la diète, comme l'intelligence fatiguée s'endort dans le rêve.

L'habitude s'enracine d'une manière d'autant plus profonde, que le sujet jouit davantage de la plénitude de ses facultés physiques.

L'accoutumance survenue, hors le cas de maladie, est pour ainsi dire invincible.

Pour circonscrire nos observations dans le champ médical, pour ne parler que de certains agents toxiques, nous dirons que leur absorption continue et graduée produit des effets insensibles ou opposés à leurs propriétés spécifiques, même certains avantages prophylactiques, témoin les arsenicophages tyroliens : si, d'un côté, la durée de leur vie est abrégée, de l'autre, ils acquièrent des dons physiques singuliers, tels que la beauté plastique et diverses immunités morbides.

Mais, quelque étonnant que paraisse ce fait, il est encore dépassé par ceux-ci. Certaines peuplades des Cordilières, dans les parages du Pérou, sont des mangeurs voluptueux de sublimé corrosif; on y rencontre des individus qui vont jusqu'à ingérer journellement, et en une seule fois, l'épouvantable dose d'un gramme 20 centigrammes de bichlorure de mercure. Il nous est permis cependant de douter que, parmi les gourmets de ce genre, il y ait beaucoup de centenaires.

Nous avons donné d'une manière bien générale les motifs de ces habitudes dépravées; il en est cependant de tout à fait particulières, que nous devons indiquer. Ainsi le coca du Pérou, usité par les ouvriers des mines, qui le mâchent avec de la craie en poudre, a pour objet de suppléer pendant longtemps à toute alimentation, même au milieu des travaux les plus rudes. La feuille du *coca Peruvianorum* ralentit les fonctions de l'estomac.

Le bétel, c'est-à-dire les feuilles du *piper aromaticum*, mêlées avec de la chaux hydratée, doit son usage immodéré, dans presque toute l'Asie, à ce qu'il active la sécrétion des glandes salivaires, qu'il humecte la bouche desséchée, ranime la vitalité et les mouvements péristaltiques des intestins débilités.

Nous avons parlé de l'ava ou kawa, si répandu aux terres polynésiennes. Son usage est généralement dû à une cause directe: d'abord il plut aux habitants de ces heureux climats, comme stimulant, pris à faible dose, et comme narcotique salutaire, pris en plus forte quantité; mais cette substance, dans la suite, révéla des propriétés bien autrement importantes, en guérissant les maladies communiquées par les navires étrangers. Il paraît que le kawa est l'antigonorrhéique par excellence. Loin d'être répugnant, comme ces succédanés, il est, au contraire, agréable à prendre.

De ces exemples, il résulterait que ces anomalies de goût, ces sortes de fantaisies, sont d'autant moins explicables qu'elles sont tombées dans les mœurs des populations plus civilisées. On comprend, par ce qui précède, l'emploi du bétel, du coca, du kawa; mais explique qui pourra, par exemple, l'usage du tabac en Europe, à qui certains physiologistes attribuent, non sans quelque apparence de raison, la dégénérescence des peuples qui en font un usage immodéré, tels que l'Espagnol, le Turc, l'Allemand, etc., etc.

L'habitude d'ingérer l'arsenic a pris naissance dans les pays accidentés. D'après ce qu'affirment les montagnards, lorsqu'on en prend avant une ascension pénible, on éprouve moins de fatigue : « Ça donne du pied », disent-ils.

Ce fait est généralement connu des vétérinaires, des palfreniers, de tous ceux qui s'occupent d'hippiatrique : lorsque leurs chevaux ou mulets ont à gravir des rampes escarpées, ils leur donnent, au préalable, une dose d'arsenic, et ces quadrupèdes chevauchent ensuite sans essoufflement ni fatigue.

Nous avons dit plus haut, en parlant des arsenicophages, qu'ils acquièrent un certain degré de beauté, non par la modification des traits de la face, mais par la fraîcheur et l'éclat du teint; le toxique, en cette circonstance, opère comme agent destructeur des cryptogames et animalcules qui dégradent le velouté de l'épiderme et l'incarnat de la peau. On sait sans doute que les éphélides et le *pityriasis versicolor* sont constitués par le cryptogame connu sous le nom de *microsporon furfur,* et que les follicules pileux sont habités, en certaines circonstances, par un *acarus* appelé par les aptérologistes *simonea folliculorum.*

On conçoit, de la sorte, que bien des jeunes filles s'habituent à l'arsenic pour se donner une beauté forcée : c'est, pour elles, la mythologique fontaine de Jouvence. Chose remarquable, c'est que, si l'on suspend l'usage du *metallum album*, il survient des accidents qui obligent à revenir à ce régime, tant l'habitude est une seconde nature.

Abandonnons les exemples de ce genre ; il serait trop long de citer tous les faits qui concourent à prouver que l'homme s'accoutume à ingérer les substances les plus étranges, les plus contraires à sa nature, et à y trouver une singulière jouissance.

Il serait banal de parler du vieux Mithridate. Nous allons envisager la question sous un autre point de vue parallèle, celui des insectes parasites et des insectes venimeux. Ne voit-on pas des malheureux qui habitent des taudis fangeux de misère, où pullulent les aplaniptères et les cimex, y jouir d'un sommeil paisible, tandis que la personne qui viendrait accidentellement dans ces bouges ne pourrait y séjourner sans de vives souffrances ?

Ceci nous rappelle qu'à une époque nous visitâmes, dans les plus bas quartiers de Bordeaux, une pauvre femme atteinte d'une pleuropneumonie ; en la percutant, nous nous aperçûmes que son corps était couvert de myriades de pétéchies, provenant de piqûres de puces (*pulex irritans*) ; on aurait pu croire, dès l'abord, à une éruption confluente de purpura. Deux jeunes enfants, plongés dans le plus doux sommeil, gisaient à côté, non moins victimes de la voracité des insectes succeurs, que l'on voyait sautiller en masse sur les langes enguenillés.

Quand je sortis, le bas de mes pantalons était littéralement couvert de ces insectes ; et, bien que je m'en fusse soigneusement débarrassé, j'éprouvai tout le jour un prurit instinctif.

Le fait de ces malheureux, indifférents à de pareilles tortures, m'apparut comme un des plus frappants exemples de l'habitude.

N'est-ce pas encore par suite de l'habitude que la suppression subite des poux occasionne souvent des accidents fort graves ; ainsi Itard, le célèbre médecin auriste, en cite un exemple dans un excellent article sur la surdité (1), en parlant de la cophose intermittente : « La plus curieuse des surdités de ce genre que » j'aie observée était celle d'une jeune fille de huit ans, qui per-

____

(1) *Dict. des sc. méd.*, en 60 vol., tom. 53, p. 403.

» dait entièrement l'ouïe toutes les fois qu'on la peignait ou qu'on
» cherchait à approprier sa tête ; la surdité durait jusqu'à la
» reproduction des insectes dont on l'avait débarrassée. »

Quoi qu'il en soit, et bien que nous soyons très-partisan des soins hygiéniques de tous genres, nous admettons qu'il ne faut pas détruire subitement cette génésie, qui semble parfois être détersive et émonctoire des derniers reliquats morbides.

« La gale elle-même, ainsi que les maladies vermineuses,
» durerait indéfiniment si l'on n'y faisait pas attention, ce qui a
» souvent lieu quand elle est peu intense, le prurit étant alors
» très-supportable et, assure-t-on, agréable pour quelques per-
» sonnes. C'est ainsi, au rapport de M. Galès, que M. Peyrilhe
» fait mention d'un homme qui ne voulut pas qu'on le guérit de
» la gale, de peur d'être privé de cette singulière jouissance.
» Dans la basse Bretagne, l'une des anciennes provinces de
» France où la gale peut être regardée comme endémique, les
» habitants se plaisent également, d'après M. Galès, à porter des
» chemises neuves ; ils vendent comme vieilles celles qui, par
» l'usage, ont acquis quelque souplesse, et le tissu rude et grossier
» des toiles dont ils les font leur procure, par l'effet du frotte-
» ment, un soulagement exempt de lésions et de la cuisson dou-
» loureuse dont l'action des ongles est ordinairement suivie (1). »

On peut donc s'habituer, comme on le voit, à supporter les démangeaisons douloureuses occasionnées par le *sarcopte scabiei.* Mais là ne s'arrêtent pas ces phénomènes singuliers de l'accoutumance, qui, nous ne saurions trop le répéter, par suite d'une espèce de saturation, transforme une sensation douloureuse en une sensation agréable.

Les philosophes et les physiologistes avaient bien admis jusqu'ici que le plaisir finit par amener la douleur, que les sensations agréables ou pénibles finissent par s'émousser ; mais ils n'avaient point encore mis à l'ordre du jour que l'élément de la douleur pût être transformé en plaisir. L'étude de ces phéno-

____

(1) *Nouvelles suites à Buffon :* Walckenaer et Gervais. *Insectes aptères.* T. III, pag. 279.

mènes prouve que, dans ces circonstances, il s'établit un nouveau tempérament.

C'est ainsi que nous avons parlé ailleurs (1) des effets modificateurs exercés sur l'économie par les venins ; et nos recherches, les expériences que nous continuons, nous démontrent que le vaccin n'est pas non plus le seul produit morbigène ou physiologique capable de préserver l'organisme contre des réceptivités morbides ; en effet, l'économie, après avoir été graduellement imprégnée par les venins, cesse d'avoir une action douloureuse et toxique.

Nous avons parlé, dans un précédent opuscule (2), d'un reptile de la Guyane dont le venin a peu d'influence, mais qui, lorsque l'on en a été inoculé, permet de manier impunément les serpents les plus dangereux. Le venin, qui avant aurait causé la mort, est maintenant sans action nuisible ; c'est un fait si vulgaire à la Guyane, que les indigènes ont une locution pour désigner les individus qui ont été ainsi modifiés dans tout leur être : « *Ils sont piqués par le serpent* », disent-ils.

Ajoutons que les marchands de vipères, habitués à être mordus par ces reptiles qu'ils attrapent, ne subissent plus l'influence toxique du venin de cet ophidien (3).

Un de ces hommes qui font profession de recueillir le miel des ruches (4) nous disait tout récemment que, la première fois qu'il avait opéré, il avait été piqué à la fois par quatre de ces porte-aiguillons ; qu'aussitôt après, il avait presque perdu connaissance pendant quelques minutes, tandis que, depuis, non-seulement il n'éprouve plus de douleurs ni de tuméfactions, mais encore

---

(1) *Action modificatrice que les venins peuvent exercer dans certains cas morbides (Revue thérapeutique du Midi*, 1855, tom. IX, pag. 265), et *Nouvelle vaccination préservative de la fièvre jaune et du choléra*, 1855

(2) *Nouvelle vaccination*, etc.

(3) **Docteur Bouchut**, *Pathologie générale*, 1857, pag. 40.

(4) **L'homme** qui exerce cette profession est désigné sous le nom de tondeur.

ces piqûres l'ont complétement guéri d'une affection rhumatismale.

Un de mes parents, le docteur Martial Desmartis, qui s'est
également occupé d'apiculture, connaît des faits semblables; lui-
même est devenu insensible à ces piqûres répétées.

Quand, par suite de nos recherches sur l'histoire naturelle,
nous avons eu dans les mains des notonectes, insectes aquatiques
appartenant à l'ordre des hémiptères-hétéroptères et à la division
des hydrocorises, qui sont doués de la quadruple faculté de mar-
cher, de sauter, de nager et de voler, nous avons été vivement
impressionné par les premières piqûres de leur dard venimeux,
mais les suivantes ont été depuis de plus en plus inoffensives.
Ainsi, non-seulement l'action toxique est émoussée, mais encore
l'immunité sensoriale est acquise.

Nous nous rappelons qu'à l'époque où nous publiâmes, dans la
Revue thérapeutique du Midi(1), un article dans le but de prouver
les effets modificateurs des venins, cet article tomba par hasard
entre les mains d'un homme connu par sa haute science et ses
observations judicieuses, M. de Gasparin, qui précisément s'était
guéri, par les piqûres d'abeille, d'une affection rhumatismale
et d'une ancienne tumeur qu'il portait au mamelon.

M. de Gasparin avait, lui aussi, reconnu qu'on s'habitue aux
piqûres d'abeille, puisqu'il nous disait : « Voilà des faits bien
» connus de tout le monde, sans que personne m'ait imité,
» par la crainte puérile de la douleur ; je dois dire qu'on la prend
» en accoutumance, et c'est presque avec plaisir qu'on finit par
» se faire piquer. »

Nous avons le projet de consigner, dans un prochain mémoire,
la lettre vraiment remarquable de ce personnage, ainsi que diverses observations intéressantes que nous avons recueillies.

Nous trouvons encore, dans le *Manuel des abeilles*, de MM.
Rodouan 2, un passage qui corrobore les faits que nous venons

(1) Tome IX, page 265. — 1855.
(2) Page 119.

de citer : « Les piqûres des abeilles font beaucoup moins de mal
» aux personnes qui soignent habituellement ces mouches qu'à
» celles qui ne s'occupent pas de cette culture ; on s'habitue en
» quelque sorte aux coups d'aiguillon, surtout aux parties du
» corps qui en reçoivent le plus souvent, telles que les mains. Il se
» fait à la longue une espèce d'inoculation de venin d'abeille. »

De tous ces faits, exposés d'une manière un peu éparse, résulte
la conclusion dominante que voici : il est possible de modifier le
tempérament de l'homme d'une manière radicale, de l'amener,
par des gradations insensibles, à échapper au principe morbide
qu'il avait reçu comme un fatal héritage. Ainsi que le dit Nac-
quart, « l'étude philosophique des prophylaxies semble pro-
» mettre des résultats admirables, mais elle est entièrement à
» créer. »

FIN.